nurse

LOVE

Nurse Life

nurse

nurse

Nurse Life

nurse

LOVE

Nurse Life

nurse

nurse

nurse

LOVE

Nurse Life

nurse

LOVE

Nurse
Life

Nurse Life

nurse

LOVE

Nurse Life

nurse

LOVE

Nurse Life

nurse

LOVE

Nurse Life

nurse

nurse

nurse

Nurse Life

nurse

nurse

LOVE

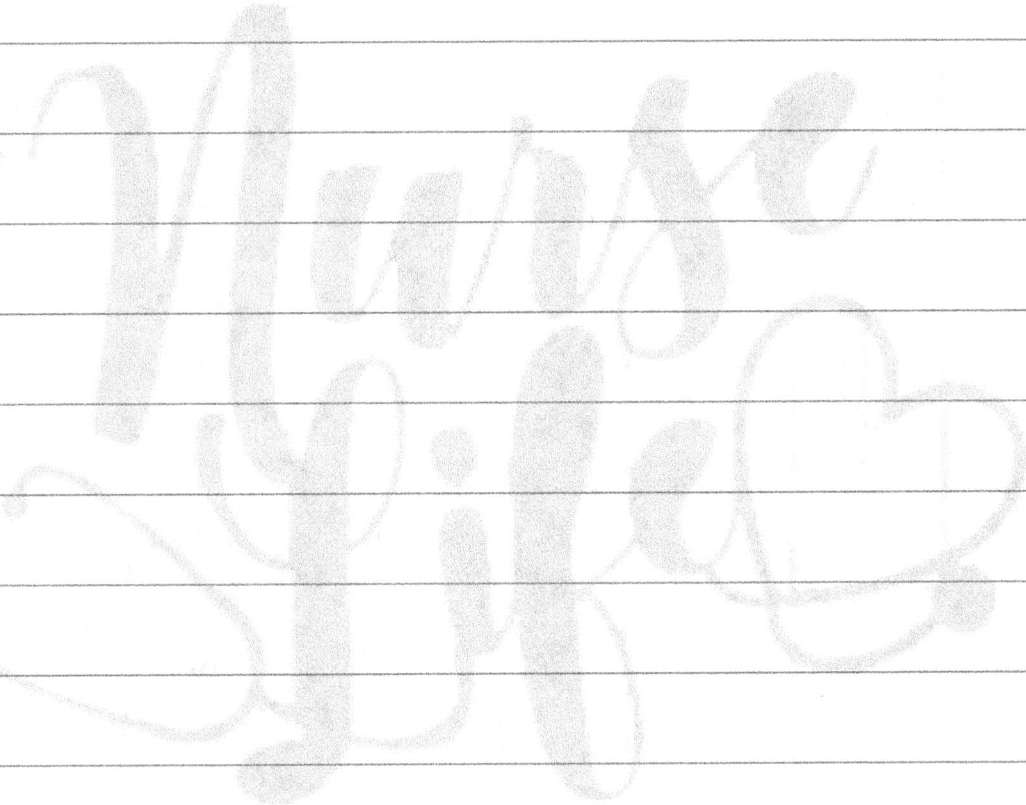
Nurse
Life

Nurse Life

nurse

LOVE

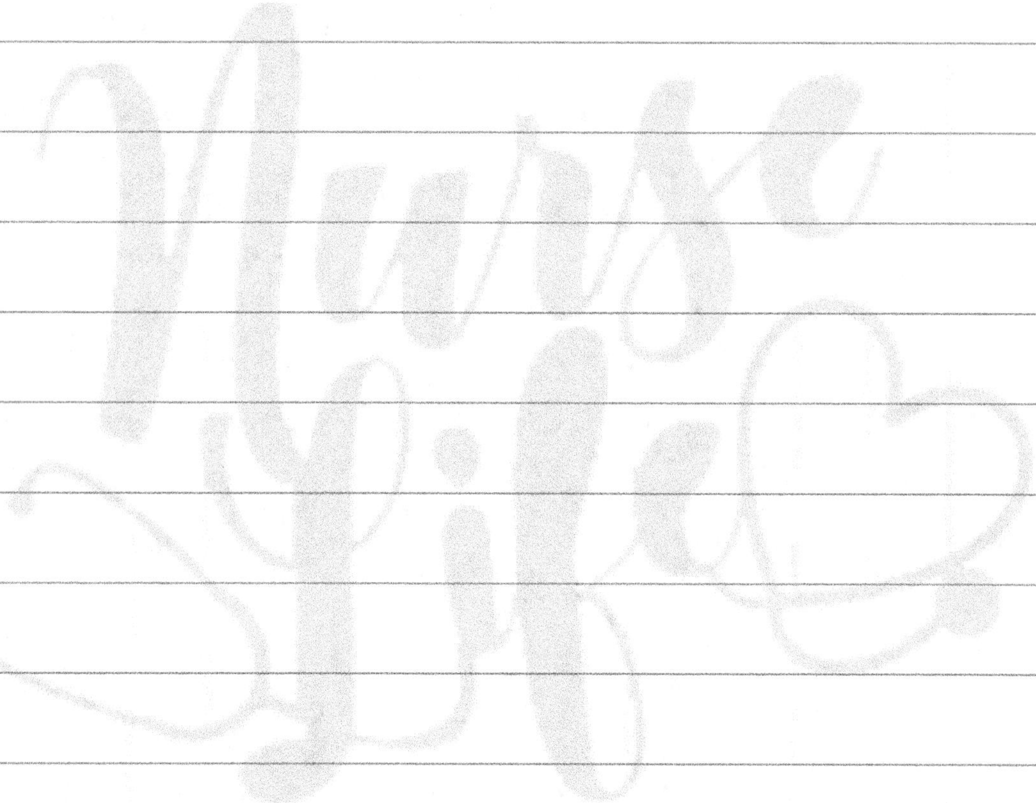
Nurse Life

nurse

nurse

LOVE

Nurse Life

nurse

LOVE

Nurse Life

nurse

nurse

nurse

Nurse
Life

nurse

nurse

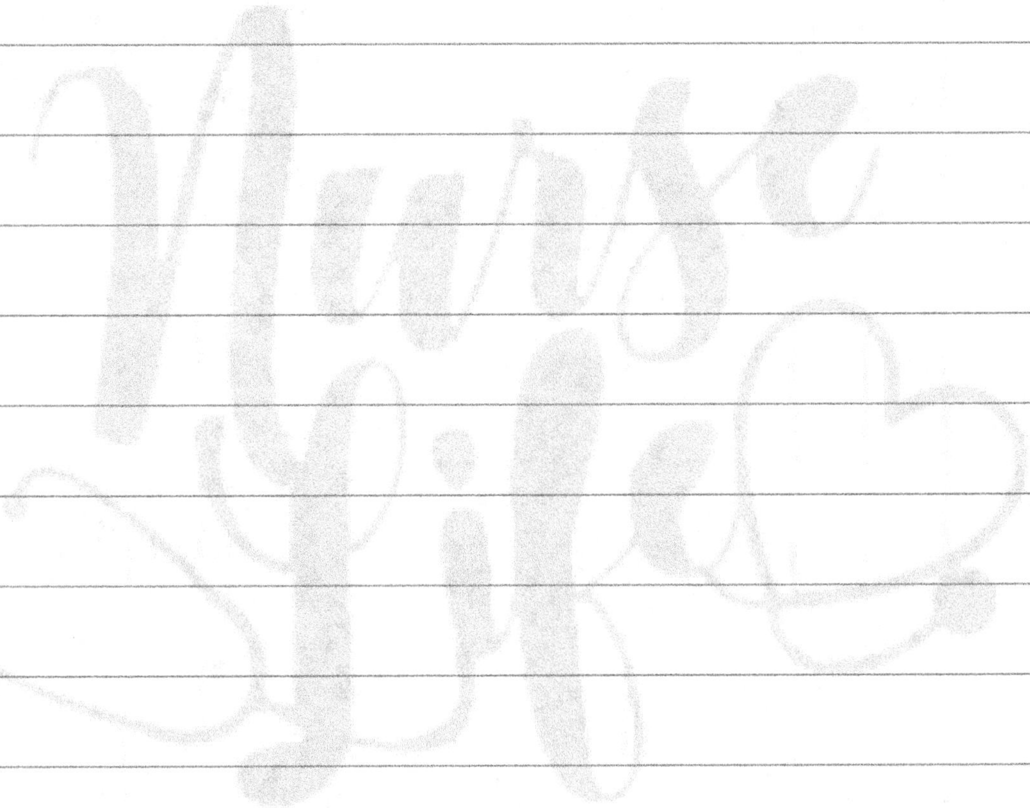
Nurse Life

Nurse Life

nurse

nurse

LOVE

Nurse Life

nurse

nurse

Nurse Life

nurse

nurse

Nurse Life

nurse

nurse

LOVE

nurse

nurse

LOVE

Nurse Life

nurse

nurse

LOVE

Nurse Life

Nurse Life

nurse

nurse

LOVE

Nurse Life

nurse

Nurse Life

nurse

nurse

LOVE

Nurse Life

nurse

nurse

nurse

nurse

Nurse Life

nurse

nurse

LOVE

Nurse Life

Nurse Life

www.ingramcontent.com/pod-product-compliance
Lightning Source LLC
Chambersburg PA
CBHW071035240526
45469CB00006BD/2218
9781725198692